TRAITEMENT

DE LA

TUBERCULOSE

PAR LE

Capréo-Sérum humanisé NORTH

1er Octobre 1904

PARIS
SOCIÉTÉ ANONYME DE L'IMPRIMERIE KUGELMANN
(L. CADOT, Directeur),
12 — Rue de la Grange-Batelière — 12

1904

TRAITEMENT

DE LA

TUBERCULOSE

PAR LE

Capréo-Sérum humanisé NORTH

1er Octobre 1904

PARIS
SOCIÉTÉ ANONYME DE L'IMPRIMERIE KUGELMANN
(L. Cadot, Directeur),
12 — Rue de la Grange-Batelière — 12

1904

TRAITEMENT DE LA TUBERCULOSE

PAR LE

Capreo-Serum humanisé NORTH

Exposé

La découverte du Capreo-Sérum est le résultat de longues recherches. M. North, étudiant en médecine, était sous-officier de visite au Val-de-Grâce, en 1893, chargé du service des soldats en traitement chez Pasteur. Il suivit ainsi les cours du célèbre savant. Il fut l'un des collaborateurs les plus dévoués du Dr Roussel, de Metz, dont la maison de santé de Bossey, près de Genève, sur les pentes du Salève, a été remarquée par la guérison d'un grand nombre de malades.

Les travaux de M. North procèdent de ces deux sources.

Le savant messin basait sa méthode et son traitement sur des principes rigoureux d'hématose, mais, jusqu'à sa mort, survenue en 1902, il a cherché le sérum de la tuberculose sans le trouver.

C'est en suivant la voie indiquée par le Dr Roussel que son élève, M. North, est arrivé à l'une des découvertes les plus importantes de la thérapeutique moderne.

Son point de départ a été celui-ci : étant donné que par la méthode des cultures trouvée par Pasteur, on arrive à un sérum qui tue le microbe et immunise le malade après l'avoir guéri, il y a avantage à prendre les éléments du sérum chez les animaux reconnus comme étant rebelles au principe morbide.

Or, les travaux bien connus du professeur Nocard, de l'Ecole d'Alfort, ont prouvé que la chèvre est réfractaire à la tuberculose.

Sur dix mille chèvres et boucs tués aux abattoirs de la Villette, pendant une longue période d'observation, on n'a pu trouver que quelques tubercules sur deux ou trois sujets.

Le Capréo-Sérum humanisé

La nature a donc donné à la chèvre un pouvoir spécial contre le bacille de Koch. Invoquant la règle énoncée par le savant docteur Metchnikoff : « *Plus un animal est réfractaire à une maladie, plus ses phagocytes sont capables d'englober le microbe de cette maladie* » M. North a obtenu chez la chèvre le maximum de puissance phagocytaire en lui injectant, pendant une longue période, de la tuberculose humaine pure. Ces injections répétées agissent sur l'animal comme stimulant, en l'obligeant à une production intensive d'antitoxine. Et, comme il est prouvé scientifiquement que le lait d'un animal contient la quintessence de son organisme, c'est avec le lait d'une chèvre ainsi inoculée que M. North fait son sérum.

Mais il ne faut pas croire que tout sérum dont l'action détruit le bacille de Koch peut être impunément versé dans la circulation d'un malade ; il faut encore que les cellules bienfaisantes de ce sérum soient appropriées au sang humain, il faut qu'elles soient *humanisées*.

C'est là le propre de la découverte de M. North et il n'y est parvenu qu'après des recherches en chimie organique dont l'exposé dépasserait le cadre et la portée de cette simple notice.

M. North tient à donner ici un hommage de reconnaissance au docteur Villechauvaix, dont les savantes recherches sur les ferments l'ont mis dans la voie de sa découverte.

La guérison de la tuberculose présente des difficultés spéciales par suite des complications qui existent souvent chez les tuberculeux, attaqués non seulement par le bacille de Koch, qui est le microbe spécifique de la tuberculose, mais par les pneumocoques, les staphilocoques, les streptocoques, etc...

Les principes morbides sont presque toujours multiples ; il semble même probable que si tous les microbes qui attaquent un tuberculeux étaient détruits d'un coup, la réaction serait si forte que le malade périrait avec eux.

Puis, il ne suffit pas de détruire les bacilles, il faut encore, pour obtenir une guérison complète, évacuer de l'organisme tous les principes morbides qu'ils y ont déposés. On peut dire que le sang du tuberculeux est empoisonné et l'empoisonnement est d'autant plus rebelle qu'il vient de plus loin, c'est-à-dire de parents morts du fléau, ce qui est le cas de beaucoup de malades.

Il faut donc que l'action du traitement soit progressive et c'est après l'observation de plus de 450 cas que le traitement de la tuberculose par le Capréo-Sérum a pu être établi ainsi qu'il suit.

Le traitement

Pendant trois années, plus de 450 cas ont été traités ; nous n'avons relaté ci-dessous que les cas intéressant des personnes dont nous avons été autorisés à donner le nom et l'adresse.

Le traitement consiste en :

1° Injections à la seringue de Pravaz ; dose : un gramme de Capreo-Sérum humanisé ;

2° Médicament interne éliminant le poison microbien, — Capréine n° 1 ;

3° Médicament interne fortifiant et facilitant la suralimentation, — Capréine n° 2 ;

4° Médicament externe en frictions sur tout le corps, principalement le long de la colonne vertébrale et sur tout le thorax, — Capreo-Friction.

L'hygiène du malade doit être : suralimentation, beaucoup d'air sec et de soleil, du repos, des distractions si possible.

Effets du traitement

Les phénomènes qui résultent du traitement se reproduisent avec une régularité telle que nous nous sommes arrêtés à la technique ci-dessus énoncée. Les voici sommairement décrits.

1° Dans un délai qui varie entre deux heures et huit heures après la première injection sous-cutanée, le malade éprouve une violente réaction caractérisée par une forte fièvre et des tremblements, tantôt dans les membres inférieurs, tantôt dans la poitrine ou les bras, tremblements que les malades dépeignent de façons diverses. Cette crise dure quelques heures, en général deux heures, puis la température tombe peu à peu et le malade éprouve un bien-être sensible.

2° La première injection a toujours arrêté la diarrhée chez les tuberculeux qui en sont atteints, et l'on sait que la diarrhée est une des complications les plus graves de la tuberculose. Ce phénomène se produit dès le lendemain de la première injection.

3° La douleur qui suit la première injection est vive, celle qui suit la seconde l'est beaucoup moins ; après la quatrième, le malade généralement ne souffre plus, et plusieurs ont pu s'habituer à une injection par jour. Nous administrons ordinairement deux injections par semaine ou trois par quinzaine, suivant les cas. Dès la première semaine ou au plus tard après la deuxième, l'appétit revient.

Il faut avoir soin de peser le malade très exactement avant le traitement ; après la deuxième semaine, il y a toujours augmentation de poids et de force ; le malade éprouve un sentiment de bien-être que plusieurs expriment en disant qu'ils se sentent revivre.

On doit considérer que les quatre cinquièmes des observations prises à la clinique de M. North concernent des personnes pauvres, des ouvriers arrivés à la deuxième et même à la troisième période de la tuberculose qui ne *discontinuaient pas de travailler*. On comprend qu'une augmentation de poids dans ces conditions était bien plus difficile à obtenir que chez ceux qui peuvent se reposer.

4° La durée du traitement varie avec le degré de la maladie et avec les formes particulières qu'elle affecte, mais toutes les observations prouvent que, dans tous les cas, les bacilles nocifs et les principes morbides sont progressivement évacués jusqu'à la complète cicatrisation des tissus.

Toutefois, l'effet du traitement ne peut pas être la reconstitution du poumon. Il est seulement la cicatrisation des lésions, il faut donc qu'au moment où commence le traitement, le poumon présente encore assez de surface saine pour lui permettre de respirer et d'assurer l'hématose.

Certains cas ont donné, à ce point de vue, des résultats extraordinaires et l'on reste étonné de l'importance des lésions pulmonaires que les malades peuvent présenter sans succomber.

5° Dans les cas très nombreux de *tuberculose abdominale des enfants*, l'effet du Capréo-Sérum a été immédiat et particulièrement efficace. La diarrhée arrêtée par la première injection n'a plus reparu ; la guérison a été des plus rapides.

Résumé En résumé, il a été fait depuis plus de trois ans de quatre à cinq cents observations sur des malades atteints de la tuberculose dont la plupart se trouvaient dans des conditions de traitement défavorables. Presque tous sont guéris et ceux qui ne l'ont pas été étaient arrivés à une période telle que tout traitement était condamné d'avance.

* * *

Avant de clore cette notice par quelques observations choisies parmi les cas les plus divers et les plus caractéristiques de tuberculose, nous insérons ici une lettre de M. Louis Fernand (3me observation), conseiller municipal, président du Syndicat des blanchisseurs de la banlieue ouest, qui a paru le 1er mars 1903 dans le *Journal des Blanchisseurs et Buandiers de France* (60, quai des Orfèvres, Paris).

Les malades que nous a envoyés M. Fernand nous ont permis de constater que la profession des blanchisseurs et buandiers était une des plus atteintes par la tuberculose. Voici cette lettre :

A M. Bailly, Secrétaire du Syndicat Général des Blanchisseurs et Buandiers de France, 60, quai des Orfèvres, à Paris.

Suresnes, 26 Février 1903.

Mon cher Monsieur Bailly,

Je viens vous demander l'hospitalité de votre journal pour signaler à tous nos collègues une découverte vraiment française : il s'agit de la guérison de la *tuberculose*, fléau qui a fait et qui fait encore de si terribles ravages.

Depuis nombre d'années, les savants se sont heurtés à l'impossible, aucune médication n'a pu agir efficacement.

Je suis très heureux d'être le premier à vous apprendre aujourd'hui qu'un *sérum* a été découvert et appliqué avec succès. Pour vous, je ne suis pas un inconnu, non plus que pour les Syndicats des Blanchisseurs des départements de la Seine et Seine-et-Oise. C'est pourquoi je crois faire œuvre d'humanité en vous apprenant que je fus traité avec quatre autres malades atteints aussi de la *tuberculose*.

Je maigrissais, je n'avais plus d'appétit, de sommeil, de force. Dès la première injection, un mieux sensible s'est produit; puis, j'ai retrouvé mon entrain, mes forces et mon appétit, si bien qu'actuellement encore, j'engraisse régulièrement de cent grammes par jour, et que, du 6 février jusqu'à ce jour, j'ai augmenté d'un kilo et demi. Je me considère comme complètement remis; les quatre autres malades sont également guéris, et nous sommes heureux d'avoir été les premiers à bénéficier des étonnants résultats auxquels ont abouti les patientes recherches des savants qui nous ont soignés.

Je n'ose divulguer leurs noms sans avoir demandé leur consentement, car je crains déjà de les froisser en faisant connaître la découverte qu'ils n'ont pas encore cru devoir annoncer, attendant sans doute que le grand nombre de guérisons donne la preuve indiscutable de leur découverte.

Que de personnes atteintes dans notre corporation! Je m'adresse à celles-là et me mets entièrement à la disposition des malades qui désireraient faire comme moi, c'est-à-dire se guérir rapidement, pour leur indiquer l'adresse de l'Institut, avec les jours et heures de consultation du docteur.

Veuillez agréer, mon cher Monsieur Bailly, avec mes remerciements anticipés, mes salutations les plus distinguées.

Fernand LOUIS,
Président du Syndicat des Blanchisseurs du canton de Puteaux,

24, rue Vieille-de-Paris, à Suresnes (Seine).

OBSERVATIONS

Les 32 observations suivantes ont été prises à la clinique du Syndicat des Masseurs de France, 30, avenue de Neuilly, dont M. North est le président et le professeur. Ce syndicat est dirigé par un comité de médecins dont font ou ont fait partie MM. les Docteurs Hurst, Beltz, Vallantin, Pillon, Collongues, Sprecher et autres. Les premières injections de Capreo-Sérum ont été expérimentées sur des animaux en avril 1901; les expériences ont duré 15 mois. C'est en août 1902 que les premiers malades ont été injectés.

---

(1) Suzanne QUILLET

7, rue Gerard (Puteaux).

Age	9 ans.
Antécédents héréditaires.	Père mort phtisique.
Antécédents personnels .	Lordose.
Diagnostic.	Entérite tuberculeuse à forme diarrhéique.
Examen bactériologique. .	Bacilles de Koch et streptocoques piogènes constatés dans les urines et dans les selles.
Poids avant le traitement	16 kilog. 500.
Poids après le traitement.	20 kilog. 750.
Durée du traitement . . .	3 mois.
Observations	Cette enfant est entièrement guérie depuis près de 3 ans; sa diarrhée s'est arrêtée dès la première piqûre. Elle n'a pas eu de rechute.

(2) Henri FLANS

23, rue Morel (Paris).

Age.	7 ans.
Antécédents héréditaires.	Néant.
Antécédents personnels. .	Scoliose dorsale.
Diagnostic.	Tuberculose pulmonaire. *Poumon droit :* Matité, râles crépitants.
Examen bactériologique. .	Nombreux bacilles de Koch dans les crachats.
Poids avant le traitement.	15 kilog. 800.
Poids après le traitement.	18 kilog. 250.
Durée du traitement. . .	3 mois.
Observations	Cet enfant est entièrement guéri depuis près de 3 ans.

(3) Louis FERNAND

24, rue Vieille-de-Paris (Suresnes).

Age	39 ans.
Antécédents héréditaires.	Néant.
Antécédents personnels. .	Pneumonie lobaire.
Diagnostic	Hémoptysies répétées. *Poumon droit :* Râles crépitants, submatité en avant et en arrière. *Poumon gauche :* Râles sous-crépitants au sommet.
Examen bactériologique. .	Très nombreux bacilles de Koch avec cellules géantes.
Poids avant le traitement	68 kilog.
Poids après le traitement.	85 kilog.
Durée du traitement . . .	4 mois.
Observations	Ce malade, conseiller municipal et président du Syndicat des Blanchisseurs de la banlieue Ouest, est guéri depuis près de deux ans. Il a adressé à la clinique de nombreux malades de sa corporation qui ont été guéris également. Une lettre de lui a paru dans le « Journal des Blanchisseurs et Buandiers », numéro du 1er mars 1903, qui est reproduite plus haut.

(4) Emile DUBOIS

13, rue des Arts, Levallois (Seine).

Age	28 ans.
Antécédents héréditaires.	Néant.
Antécédents personnels. .	Bronchite.
Diagnostic	Hémoptysies à deux reprises. *Poumon gauche :* Râles sous-crépitants au sommet. Respiration rude et saccadée.
Examen bactériologique. .	Pneumocoques. Nombreux bacilles de Koch et zooglées.
Poids avant le traitement	58 kilog.
Poids après le traitement.	69 kilog.
Durée du traitement . . .	2 mois.
Observations	Ce malade a quitté la clinique complètement guéri en 2 mois.

(5) Clément RAYMOND

9, rue du Parc, Gentilly (Seine).

Age.	8 ans.
Antécédents héréditaires.	Indécis.
Antécédents personnels. .	Tumeur blanche du coude droit.
Diagnostic.	*Poumon droit :* Râles muqueux à la base et râles sous-crépitants dans la fosse sous-épineuse.
Examen bactériologique. .	Bacilles de Koch.
Poids avant le traitement	15 kilog.
Poids après le traitement.	20 kilog.
Durée du traitement. . .	6 mois pour les deux traitements : tuberculose et tumeur.
Observations	La guérison a été complète au bout de 5 mois pour la tuberculose et après 6 mois de traitement masso thérapique pour la réduction et l'ankylose du coude.

(6) Maria MALLET

10, avenue Bugeaud (Paris).

Age.	26 ans.
Antécédents héréditaires.	Néant.
Antécédents personnels. .	Scoliose, bronchite.
Diagnostic.	Délabrement complet. Diarrhée fréquente. *Poumon droit :* Gargouillements au sommet, matité à la base. *Poumon gauche :* Râles sous-crépitants dans la fosse sous-claviculaire.
Examen bactériologique. .	Bacilles de Koch très nombreux, quelques pneumocoques.
Poids avant le traitement	53 kilog.
Poids après le traitement.	62 kilog. 500.
Durée du traitement. . .	3 mois.
Observations	L'état de cette jeune personne était absolument désespéré. Elle a guéri après trois mois de traitement, il y a deux ans. Elle n'a eu aucune rechute et continue son métier de cuisinière.

(7) Mme SEGRETIN

110, rue de Neuilly (Puteaux).

Age.	46 ans.
Antécédents héréditaires.	Néant.
Antécédents personnels. .	Pleurésie, rhumatismes articulaires.
Diagnostic.	*Poumon droit :* Gargouillements de tout le sommet, en avant — et en arrière dans toute la fosse sous-épineuse.
	Poumon gauche : Craquements au sommet.
Examen bactériologique. .	Bacilles de Koch nombreux et streptocoques.
Poids avant le traitement	56 kilog.
Poids après le traitement.	75 kilog.
Durée du traitement. . .	3 mois 1/2.
Observations	Cette dame est un de nos plus beaux cas de guérison, car l'état de la malade etait complètement délabré au mois d'avril 1903.

(8) Emile MARGRAT

3, avenue de la République (Puteaux).

Age.	32 ans.
Antécédents héréditaires.	Indécis.
Antécédents personnels. .	Bronchites répétées. Délabrement complet.
Diagnostic.	*Poumon droit :* Crépitations en avant, râles crépitants bien nets en arrière.
	Poumon gauche : Râles humides en avant, gargouillements en arrière.
Examen bactériologique. .	Très nombreux bacilles de Koch, streptocoques piogènes.
Poids avant le traitement	48 kilog.
Poids après le traitement.	53 kilog. 500.
Durée du traitement. . .	3 mois.
Observations	Ce malade est complètement guéri depuis la fin de janvier dernier, et aussi son petit garçon âgé de 3 ans et atteint d'entérite tuberculeuse.

(9) Georges JUMEAU

51, rue de Paris (Villeneuve-Saint-Georges)

Age. . . . . 15 ans.

Antécédents héréditaires. Oncle paternel mort phtisique.

Antécédents personnels. . Bronchite, pleurésie.

Diagnostic. . . . . *Poumon gauche :* Quelques craquements en arrière et dans la fosse sous-épineuse.

Poumon droit : Craquements bien nets de la fosse sous-épineuse; foie très sensible.

Examen bactériologique. . Bacilles nombreux de Koch et quelques pneumocoques.

Poids avant le traitement. 42 kilog. 700.

Poids après le traitement. 52 kilog.

Durée du traitement. . . 4 mois.

Observations . . . . . . Ce malade était d'une maigreur extrême ; il est guéri depuis 20 mois sans rechute, à la grande stupéfaction de tout Villeneuve qui le connaît, son père ayant été le garde champêtre de la commune.

(10) Suzanne JUMEAU

Sœur du précédent

51, rue de Paris (Villeneuve-Saint-Georges).

Age. . . . . 6 ans.

Antécédents héréditaires. Oncle paternel mort phtisique.

Antécédents personnels. . Bronchites successives.

Diagnostic. . . . . *Poumons droit et gauche :* Râles crépitants aux deux sommets ; entérite tuberculeuse avec diarrhée continuelle.

Examen bactériologique. . Bacilles de Koch et streptocoques.

Poids avant le traitement 15 kilog. 100.

Poids après le traitement. 18 kilog. 200.

Durée du traitement. . . 3 mois.

Observations . . . . . . La diarrhée s'est arrêtée, comme dans tous les autres cas, dès la première piqûre.

(11) Mme PRESTAT

4, rue Victor-Duruy (Villeneuve-Saint-Georges).

Age.	32 ans.
Antécédents héréditaires.	Néant.
Antécédents personnels. .	Pleurésie droite ancienne.
Diagnostic.	Tuberculose pulmonaire du 2e degré, essoufflement, maigreur extrême. *Poumont droit :* Craquements en avant ; en arrière, râles sous-crépitants.
Examen bactériologique. .	Très nombreux bacilles de Koch et zooglées.
Poids avant le traitement	50 kilog. 300.
Poids après le traitement.	62 kilog. 500.
Durée du traitement. . .	3 mois.
Observations	Cette dame, très connue à Villeneuve, est guérie depuis deux ans sans rechute ; elle a adressé à la clinique de nombreux malades qui ont aussi recouvré la santé.

(12) Georges PRESTAT

Fils de la précédente

4, rue Victor-Duruy (Villeneuve-Saint-Georges).

Age.	11 ans.
Antécédents héréditaires.	Mère tuberculeuse.
Antécédents personnels. .	Bronchite, coqueluche, ictère.
Diagnostic.	Etat général déplorable. *Poumon droit :* En arrière, râles crépitants ; en avant, gargouillements dans la fosse sous-clavière.
Examen bactériologique. .	Nombreux bacilles de Koch ; urine ammoniacale.
Poids avant le traitement	28 kilog. 200.
Poids après le traitement.	32 kilog. 150.
Durée du traitement. . .	4 mois.

(13) Jean SAVE

Élève des Arts et Métiers

9, rue Saint-Germain-l'Auxerrois (Paris).

Age.	18 ans.
Antécédents héréditaires.	Père mort de tuberculose non nettement caractérisée.
Antécédents personnels. .	Hypertrophie du cœur.
Diagnostic.	*Poumons droit et gauche :* Aux deux sommets en avant, râles crépitants ; en arrière, matité des deux poumons.
Examen bactériologique. .	Bacilles de Koch nombreux avec cellules géantes.
Poids avant le traitement	57 kilog. 500.
Poids après le traitement.	65 kilog. 350.
Durée du traitement. . .	5 mois.
Observations	Ce jeune homme est non seulement parfaitement guéri, mais, de l'avis de ceux qui l'entourent, il fera un superbe cuirassier.

(14) Louis CORNELIS

8, rue des Cascades (Paris).

Age.	34 ans.
Antécédents héréditaires.	Inconnus.
Antécédents personnels. .	Gastrite, bronchite.
Diagnostic.	*Poumons droit et gauche :* Tuberculose des deux sommets avec râles crépitants en avant et sous-crépitants en arrière ; entérite tuberculeuse ; foie gros et sensible.
Examen bactériologique. .	Nombreux bacilles de Koch et streptocoques.
Poids avant le traitement	49 kilog. 100.
Poids après le traitement.	55 kilog.
Durée du traitement. . .	4 mois.
Observations	Guérison complète sans rechute depuis février dernier ; a repris, à cette époque, son travail de tourneur en cuivre.

(15) Adonis LOYAL

(43, avenue de Paris (Choisy-le-Roi.)

Age.	7 ans.
Antécédents héréditaires.	Incertains.
Antécédents personnels. .	Bronchite, coqueluche.
Diagnostic.	*Poumon droit :* Râles sous-crépitants dans la fosse sous-claviculaire. Entérite tuberculeuse avec dévoiement continuel.
Examen bactériologique. .	Bacilles de Kock et streptocoques.
Poids avant le traitement	19 kilog.
Poids après le traitement.	21 kilog. 900.
Durée du traitement. . .	3 mois.
Observations	Ce petit garçon avait été condamné par plusieurs sommités médicales. Dès la première piqûre, la diarrhée s'est arrêtée ; il a quitté la clinique complètement guéri.

(16) Emilienne MORIAU

8, rue Paul-Rollet, La Garenne (Seine).

Age.	9 ans.
Antécédents héréditaires.	Petit frère mort phtisique.
Antécédents personnels. .	Bronchite, rougeole.
Diagnostic.	*Poumons droit et gauche :* Turberculose des deux sommets avec râles crépitants et sous-crépitants. Gargouillements dans la fosse sous-épineuse droite.
Examen bactériologique. .	Bacilles de Koch et pneumocoques.
Poids avant le traitement	21 kilog.
Poids après le traitement.	23 kilog. 500.
Durée du traitement. . .	6 semaines.
Observations	Cette enfant, très belle aujourd'hui, s'est trouvée entièrement guérie dès la sixième semaine.

(17) Mlle Marie BOURLIER

15, rue de Chésy (Neuilly-sur-Seine).

Age.	21 ans.
Antécédents héréditaires.	Néant.
Antécédents personnels. .	Ganglions tuberculeux du cou.
Diagnostic.	*Poumon droit :* Râles sous crépitants dans la fosse épineuse et sous-épineuse. *Poumon gauche :* Respiration rude et saccadée en avant ; matité en arrière.
Examen bactériologique. .	Bacilles de Koch et zooglées.
Poids avant le traitement	55 kilog. 200.
Poids après le traitement.	60 kilog. 100.
Durée du traitement. . .	3 mois.
Observations	Complètement guéri, le sujet continue sans fatigue son métier de cuisinière.

(18) Auguste PINAULT

9, rue du Centenaire (Puteaux).

Age.	42 ans.
Antécédents héréditaires.	Incertains.
Antécédents personnels. .	Bronchite chronique.
Diagnostic.	*Poumon droit :* Râles crépitants et sous-crépitants en avant et en arrière du sommet. *Poumon gauche :* Souffle caverneux au sommet ; gargouillements en avant des deux lobes, matité en arrière.
Examen bactériologique. .	Très nombreux bacilles de Koch et cellules géantes.
Poids avant le traitement	50 kilog.
Poids après le traitement.	61 kilog.
Durée du traitement. . .	6 mois.
Observations	Le délabrement de cet homme était profond, sa pâleur extrême, son inappétence complète. Avec une énergie sans pareille, il avait continué, à notre insu, son dur métier d'employé des Eaux de la Ville. Aujourd'hui, il est vraiment ressuscité et ne cesse d'encourager les autres malades dans les visites fréquentes qu'il fait à la clinique.

(19) Maurice BARDIN

110, rue de Neuilly (Puteaux).

Age.	30 ans.
Antécédents héréditaires.	Néant.
Antécédents personnels. .	Néphrite aiguë, épistaxis chronique.
Diagnostic.	*Poumon gauche :* Gargouillements dans la fosse sous-claviculaire ; râles sous-crépitants en arrière.
Examen bactériologique .	Bacilles de Koch et streptocoques nombreux.
Poids avant le traitement	69 kilog.
Poids après le traitement.	75 kilog. 600.
Durée du traitement . . .	4 mois.
Observations	Ce malade, radicalement guéri, n'a plus les saignements de nez auxquels il était sujet.

(20) Jules BARDIN

Fils du précédent

110, rue de Neuilly (Puteaux).

Age.	7 ans 1/2.
Antécédents héréditaires.	Père phtisique.
Antécédents personnels. .	Rougeole.
Diagnostic.	Entérite tuberculeuse avec diarrhée continue.
Examen bactériologique .	Bacilles de Koch dans les urines et dans les selles.
Poids avant le traitement	19 kilog.
Poids après le traitement.	22 kilog. 200.
Durée du traitement. . .	2 mois.
Observations	Diarrhée arrêtée par la première piqûre. Enfant superbe.

(21) Emile AGNANS

57, quai Voltaire, La Garenne-Colombes (Seine).

Age.	36 ans.
Antécédents héréditaires.	Néant.
Antécédents personnels. .	Bronchite, gastralgie.
Diagnostic.	Maigreur extrême, hémoptysies fréquentes, inappétence. *Poumon droit :* Souffle caverneux du sommet; râles crépitants à la base; respiration rude et saccadée; matité et sub-matité en arrière des deux poumons.
Examen bactériologique. .	Bacilles de Koch très nombreux avec cellules géantes. Streptocoques.
Poids avant le traitement	59 kilog.
Poids après le traitement.	66 kilog. 500.
Durée du traitement. . .	7 mois.
Observations	L'état du malade était désespéré, aujourd'hui, complètement guéri, il dévore.

(22) Eugène POITREAU

41, rue du Faubourg-du-Temple (Paris).

Age.	35 ans.
Antécédents héréditaires.	Néant.
Antécédents personnels. .	Pneumonie aiguë.
Diagnostic.	Tuberculose pulmonaire, hémoptysies répétées, inappétence. *Poumon droit :* Souffle caverneux au sommet, gros râles crépitants à la base. *Poumons droit et gauche :* En arrière, matité et sub-matité des deux côtés.
Examen bactériologique. .	Très nombreux bacilles de Koch et pneumocoques.
Poids avant le traitement	75 kilog. 100.
Poids après le traitement.	90 kilog.
Durée du traitement . . .	5 mois.
Observations	Cet homme était un colosse avant sa maladie; il avait été condamné par les sommités médicales et réformé pour tuberculose au moment de l'appel des 2es réserves. Il est redevenu superbe et a envoyé à la clinique un grand nombre de malades.

(23) Mme L. TRITZ

42, rue du Vivier (Aubervilliers).

Age	35 ans.
Antécédents héréditaires	Frère mort phtisique.
Antécédents personnels	Bronchites.
Diagnostic	*Poumons droit et gauche :* Tuberculose des deux sommets avec râles crépitants et sous-crépitants. Inappétence.
Examen bactériologique	Nombreux bacilles de Koch.
Poids avant le traitement	59 kilog.
Poids après le traitement	65 kilog.
Durée du traitement	3 mois.
Observations	Complètement guérie, sans rechutes depuis 2 ans.

(24) Emile GAUTHIER

48, rue Rouget-de-l'Isle (Suresnes).

Age	46 ans.
Antécédents héréditaires	Frère mort phtisique.
Antécédents personnels	Emphisème pulmonaire, crises d'asthme.
Diagnostic	*Poumon droit :* Craquements sous-crépitants dans la fosse sous-épineuse et sus-épineuse ; matité à la base.
Examen bactériologique	Bacilles de Koch et pneumocoques.
Poids avant le traitement	65 kilog. 900.
Poids après le traitement	75 kilog.
Durée du traitement	2 mois 1/2.
Observations	Complètement guéri, a repris son travail d'ouvrier tourneur sur cuivre.

(25) Mme Marie PIATE

Route Gauthier, Livry (Seine-et-Oise).

Age	25 ans.
Antécédents héréditaires	Cousines mortes tuberculeuses.
Antécédents personnels	Bronchites successives.
Diagnostic	Hémoptysies. *Poumon droit :* Râles crépitants et piaulements dans tout le poumon droit, en avant et en arrière. Amaigrissement complet.
Examen bactériologique	Nombreux bacilles de Koch et pneumocoques.
Poids avant le traitement	42 kilog.
Poids après le traitement	51 kilog.
Durée du traitement	4 mois.
Observations	La malade a repris toutes ses forces et l'apparence d'une bonne santé; complètement guérie depuis dix-huit mois.

(26) Mme Gabrielle PIRIOU

A Locminé (Morbihan).

Age.	27 ans.
Antécédents héréditaires.	Incertains.
Antécédents personnels. .	Bronchites successives.
Diagnostic.	*Poumon gauche* : En arrière, 3e lobe, large foyer de râles sous-crépitants. A la percussion, submatité.
Examen bactériologique .	Très nombreux bacilles de Koch.
Poids avant le traitement	56 kilog.
Poids après le traitement.	59 kilog. 100.
Durée du traitement. . .	2 mois.
Observations	Est repartie guérie dans son pays.

(27) Emile KLEIN

5, rue de la Boulangerie (Saint-Denis).

Age.	40 ans.
Antécédents héréditaires.	Tante maternelle morte phtisique.
Antécédents personnels. .	Pleurésie gauche.
Diagnostic.	*Poumon droit* : Submatité, râles sous-crépitants en avant et en arrière. *Poumon gauche* : Submatité, râles crépitants, souffle rude et saccadé.
Examen bactériologique .	Bacilles de Koch et nombreux streptocoques.
Poids avant le traitement	58 kilog. 520.
Poids après le traitement.	63 kilog.
Durée du traitement. . .	4 mois.
Observations	Guéri depuis 2 ans, sans rechute.

(28) Anna DEUGOUT

2, rue des Accacias (Paris).

Age.	19 ans.
Antécédents héréditaires.	Néant.
Antécédents personnels. .	Scoliose dorsale.
Diagnostic.	*Poumon droit :* Râles crépitants dans la fosse sus-épineuse et sous-épineuse. Etat général déplorable. Inappétence absolue.
Examen bactériologique .	Nombreux bacilles de Koch.
Poids avant le traitement	52 kilog.
Poids après le traitement.	57 kilog.
Durée du traitement. . .	6 mois.
Observations	Guérie depuis 2 ans sans rechute.

(29) Emile SCHAAF

32, rue du Marché (Puteaux).

Age.	2 ans 1/2.
Antécédents héréditaires.	Néant.
Antécédents personnels. .	Coxalgie double, mal de Pott lombaire, bronchites successives.
Diagnostic.	Entérite tuberculeuse avec diarrhées continuelles
Examen bactériologique .	Bacilles de Koch et streptocoques.
Poids a 2 ans 1/2. . . .	7 kilog. 500.
Poids a 4 ans 1/2. . . .	14 kilog. 100. Pendant le traitement, augmentation d'un kilog et demi.
Observations	Diarrhée arrêtée dès la première piqûre. Guéri de l'entérite au bout de 3 mois, de la coxalgie et du mal de Pott lombaire au bout de 8 mois. L'enfant a aujourd'hui 4 ans 1/2 et n'a plus eu de rechute.

(30) Ernest REY

135, rue de la République (Puteaux).

Age.	23 ans.
Antécédents héréditaires.	Inconnus.
Antécédents personnels. .	Ictère, bronchites successives.
Diagnostic.	*Poumon droit* : Râles sous crépitants au sommet en avant et en arrière. *Poumon gauche :* Submatité en arrière, inappétence absolue.
Examen bactériologique. .	Nombreux bacilles de Koch.
Poids avant le traitement	61 kilog. 200.
Poids après le traitement.	68 kilog.
Durée du traitement. . .	3 mois.
Observations	Ce malade est tourneur sur cuivre. Il avait dû abandonner son travail depuis près d'un an. Il l'a repris depuis deux mois, se sent complètement guéri et mange de grand appétit.

(31) Marcel REBEYROLLES

10, avenue de Paris (Villeneuve-Saint-Georges).

Age.	5 ans.
Antécédents héréditaires.	Grand père paternel et tante maternelle morts phtisiques.
Antécédents personnels. .	Coxalgie, scoliose.
Diagnostic.	Antérite tuberculeuse, tuberculose pulmonaire. *Poumon gauche :* Râles sous-crépitants dans la fosse sous-claviculaire gauche, submatité dans le lobe supérieur en arrière. Diarrhé diurne et nocturne.
Examen bactériologique. .	Très nombreux bacilles de Koch, pneumocoques et streptocoques.
Poids avant le traitement	14 kilog. 100.
Poids après le traitement.	15 kilog. 950.
Durée du traitement. . .	6 mois.
Observations	La diarrhée s'est arrêtée dès la première piqûre ; il n'y a plus trace de lésions pulmonaires. La coxalgie est guérie ; le traitement pour la scoliose continue.

(32) Raymond FORESTIER

10, rue de Paris (Villeneuve-Saint-Georges).

AGE.	21 ans.
ANTÉCÉDENTS HÉRÉDITAIRES.	Deux sœurs mortes phtisiques.
ANTÉCÉDENTS PERSONNELS. .	Grippes successives avec bronchites.
DIAGNOSTIC.	Hémoptysies.
	Poumon gauche : En avant, inspiration rude et saccadée, expiration prolongée, submatité. En arrière, diminution du murmure vésiculaire, râles sous-crépitants.
EXAMEN BACTÉRIOLOGIQUE .	Nombreux bacilles de Koch.
POIDS AVANT LE TRAITEMENT	58 kilog. 700.
POIDS APRÈS LE TRAITEMENT.	62 kilog. 100.
DURÉE DU TRAITEMENT. . .	2 mois.
OBSERVATIONS	A repris son travail de monteur sur cuivre depuis un mois*

* Nous croyons devoir appeler l'attention de Messieurs les Membres de l'Académie de Médecine et du Conseil d'hygiène et de salubrité publique sur le grand nombre de cas de tuberculose constatés dans les professions de : monteurs et tourneurs sur cuivre, blanchisseurs, tueurs des abattoirs et égoutiers de la Ville de Paris.

Observations de M. le Docteur NUTTE
sur sept malades actuellement en traitement

Mme M...

19, rue Molière (Montrouge).

Cette malade a déjà été traitée par moi en 1903 : son état général était mauvais, l'état de sa poitrine douteux. Sous l'influence d'un traitement général très sérieux, cette malade avait recouvré la santé au point qu'elle n'a même pas toussé cet hiver.

En juillet 1904, grippe aiguë qui cède en quelques jours en laissant après elle une toux persistante et incessante. L'amaigrissement est rapide. L'appétit nul. Les signes stéthoscopiques sont tels au sommet gauche, ils résistent si bien à tout traitement que je me décide à faire faire une analyse des crachats.

ANALYSE BACTÉRIOLOGIQUE FAITE LE 2 AOUT 1904
PAR P. BARTHÉLEMY, AVENUE DE LA RÉPUBLIQUE, 128, MONTROUGE,
APRES LE TRAITEMENT PAR LE ZIEHL ET DOUBLE COLORATION

1° De très nombreux bacilles de Koch ;
2° De nombreux streptocoques ;
3° Des bacilles non spécifiques.

Au commencement d'août je commence les injections de Caprao-Sérum. Dans mon désir d'aller vite, je fais une injection tous les deux jours, si bien que, vers le 10, je suis obligé d'arrêter pendant huit jours les injections, la malade étant très fatiguée et menacée d'un phlegmon de la fesse.

Le 17 août je recommence les piqûres, que je fais désormais deux fois par semaine. En dépit d'une nouvelle attaque de grippe, plus bénigne cette fois, Mme M... a retrouvé son appétit et ses forces ; elle reprend courage, se sent beaucoup plus forte, tousse beaucoup moins.

Elle a négligé de prendre son poids.

Ce matin, 21 septembre, j'ai recherché **en vain** les signes de bronchite localisée si longtemps au sommet gauche.

M. J...

Rue Bezaut (Paris).

41 ans. Presseur dans un atelier de confections pour hommes.

Vers le 20 août, ce malade est atteint d'hémoptysie grave qui lui fait suspendre son travail. Congestion pulmonaire spécifique du poumon gauche qui persiste après la fin des crachements de sang.

Une injection de Capréo-Sérum est pratiquée au commencement de septembre; cinq jours après, une seconde. Dès lors le malade reprend son dur métier; l'appétit et les forces sont revenus; le malade se sent beaucoup mieux et, toutes les semaines, reçoit une injection. Le 17 septembre son injection a été suivie d'un accès de fièvre des plus violents qui a cédé sans traitement. Le surlendemain 19 le malade reprenait son travail et, aujourd'hui 21, il me dit que, sauf la fatigue résultant de cet incident, il se trouve mieux que depuis longtemps.

M. X...

20, rue Molière (Montrouge).

Tuberculose pulmonaire avérée, hémoptysies répétées, toux fréquente, grand amaigrissement, perte d'appétit, de forces, est obligé de quitter son travail de forgeron. Semble avoir contracté la tuberculose en vivant auprès de sa femme tuberculeuse. Depuis la 1re injection de Capréo-Sérum, fin août, et une semaine de repos, ce malade reprend son travail ; l'appétit est revenu, les forces sont plus grandes. Une injection tous les samedis jusqu'à ce jour permet au malade et à sa famille de dire que l'état général s'améliore graduellement, que la toux diminue, que l'appétit est énorme, que le travail de forgeron ne le fatigue plus, que l'augmentation de poids est de 500 grammes régulièrement par semaine.

Le malade, à la date du 21 septembre, continue les injections.

M. Y...

137, avenue de la République (Montrouge).

M. Y. est doreur sur métaux, grand, mince, épaules voûtées. Il a été traité en 1892 à la Charité pour tuberculose pulmonaire (huile de foie de morue, créosote, sirop diacode, tisane, ventouses), il avait déjà de fortes hemoptysies.

Repos à la sortie de l'hôpital pendant 6 mois, devient boucher pendant 2 mois en 1893. A ce moment, pleurésie gauche traitée à la Charité.

2 mois de repos après sa sortie. Entre chez un libraire où il reste pendant 2 ans 1/2 bien portant, puis devient relieur en atelier jusqu'en 1899, bien portant.

En 1899, nouvelle hémoptysie peu abondante; depuis, toujours en traitement et jamais fort.

En avant, à gauche, respiration saccadée. En arrière, râles sous-crépitants dans le tiers supérieur gauche.

Le 20 août, première piqûre au Capréo-Sérum qui cause une forte fièvre ; le 27, deuxième piqûre moins douloureuse et moins de fièvre.

Le 3 septembre, troisième piqûre de moins en moins douloureuse, sans fièvre, bon appétit.

La toux est moins fréquente dans la journée et le soir, mais toujours forte le matin. L'état général s'est beaucoup amélioré depuis le traitement au Capréo-Sérum.

Le 21 septembre, l'état local est en forte amélioration.

M. N...

15, avenue Verdier (Montrouge).

Ce malade, qui a 35 ans, a pris un refroidissement en mai 1902 avec forte fièvre et sueurs froides. Son état de santé déclina graduellement, et en janvier 1904, il lui était tout à fait impossible de se livrer au plus petit travail manuel.

Le jour, des toux fréquentes causaient une inappétence complète; la nuit, les quintes duraient de 20 à 30 minutes, se reproduisant au moins 3 ou 4 fois et suivies de transpirations qui obligeaient à changer le linge de corps et parfois la literie. L'oppression était constante, et M. N. ne pouvait monter ses cinq étages qu'en se reprenant à 3 fois avec des repos.

Le traitement au Capréo-Sérum commence le 27 juillet dernier. A cette date, le diagnostic est :

Laryngite tuberculeuse. Râles sous-crépitants en avant et en arrière à gauche. Etat général mauvais. Les piqûres sont faites les 27 et 30 juillet, les 1er, 6, 8, 11, 18 août, et le malade, depuis ce moment ne suit pas le traitement avec la régularité nécessaire. Il a repris son travail le 14 août et se nourrit de mieux en mieux. Il a le tort de se croire guéri (sauf son larynx) et suit irrégulièrement son traitement de Capréo-Sérum.

M. Mar...

24 ans.

Tuberculose pulmonaire depuis 4 ans, constatée par des médecins de Cambrai et de Valenciennes.

Entré à notre Maison de Santé, 53, Grande Rue, à Montrouge, en avril 1904, à peine convalescent d'une hémoptysie grave. A son entrée, pas de fièvre.

Percussion : Matité complète en arrière, à droite, dépassant la ligne axillaire. Dans le tiers supérieur, matité, particulièrement dans les fosses sus et sous-épineuse.

En avant, matité dans la clavicule.

Auscultation : A droite, en arrière, râles sous-crépitants fins dans le tiers supérieur. Dans toute la région inférieure du poumon, apnée presque complète et râles sous-crépitants très fins remontant jusqu'à la pointe de l'omoplate Dans le haut du poumon droit, en avant, râles sous-crépitants. Toute cette masse donne la sensation qu'une vaste caverne est en voie de formation si une fonte survient.

Au commencement de juin, diarrhée nécessitant le régime képhirique absolu. Durée : 8 jours.

Fin juin, hémoptysie abondante.

27 juillet. Situation toujours stationnaire, état général mauvais, en raison d'une nouvelle diarrhée datant de 13 jours.

Première piqûre au Capréo-Sérum.

La diarrhée était abondante : 5 selles dans la journée et 7 dans la nuit précédente, malgré le traitement képhirique absolu.

Dès le lendemain, cessation complète de la diarrhée, qui n'a plus reparu jusqu'à ce jour. Les premières piqûres au Capreo-Sérum sont très douloureuses et amènent même un abcès vers le 15 août. Ces piqûres avaient, je crois, été trop fréquemment répétées.

Le 1er août, je prie un de mes confrères de vérifier mon diagnostic déjà affermi par une analyse des crachats.

Le 20 août mon confrère ne craint pas de noter, amélioration.

La dernière analyse des crachats, effectuée le 16 septembre, fait voir une véritable purée de microbes. L'amélioration est constante et remarquable.

M. G...

53, Grange-Rue (Montrouge).

Ce malade est traité par un confrère jusqu'au 21 août. Son état, au point de vue pulmonaire, était plutôt mauvais et avait résisté à un traitement spécial très régulièrement fait.

A la demande de mon confrère, qui avait suivi le malade de l'observation précédente, je fais la 1re injection de Capréo-Sérum le 21 août. A ce jour, 21 septembre, le malade se trouve beaucoup mieux : la preuve en est qu'il me supplie de lui procurer du Capréo-Sérum pour retourner dans son pays (Amérique), qu'il doit regagner le 8 octobre prochain. Le médecin de ce malade trouve une forte amélioration dans l'état local de M. G..., il se joint à lui pour demander du Capréo-Sérum afin de continuer son traitement en Amérique.

Ce malade ne m'appartenant pas, je ne puis ni ne veux donner son observation complète. Il est fortement amélioré d'après son médecin et d'après moi ; il est à sa 9e piqûre.

CONCLUSION

Ces quelques observations sont malheureusement bien écourtées. Elle témoignent toutes d'une réelle amélioration de tous les malades. Chez tous, en effet, l'amélioration est flagrante : elle est aussi flagrante du côté de l'état général que du côté des poumons.

Chez tous les malades indistinctement les mêmes phénomènes se sont reproduits après les injections de Capréo-Sérum : fièvre, tremblements, courbature, et dès le lendemain tous ces phénomènes cédaient pour reprendre moins violemment, il est vrai, après chaque injection.

Malheureusement les malades que j'ai en traitement, que j'ai suivis aussi exactement que possible n'ont que un mois, six semaines, deux mois de traitement. Aucun n'a reçu plus de 12 piqûres.

Néanmoins mon plus grand désir est de continuer et de généraliser ce traitement.

Depuis vingt-huit ans que je fais de la médecine, aucun traitement ne m'a donné de pareils résultats. L'avenir me dira si ces résultats s'accentueront, si mes malades guériront pour toujours.

Je pourrais formuler une conclusion plus nette et plus affirmative si je m'en rapportais à 50 ou 60 malades que j'ai examinés le 13 juillet, avant de me décider à essayer le Capréo-Sérum.

Tous ces malades étaient guéris, malheureusement je ne les avais pas examinés moi-même avant le traitement et je ne pouvais que m'en rapporter à des diagnostics faits par des confrères qui m'étaient inconnus et dont je ne veux à aucun prix suspecter la bonne foi.

Docteur G. NUTTE
20, avenue de la République, à Montrouge.

N. B. — Tous les renseignements complémentaires que pourraient désirer Messieurs les Médecins ou le public seront donnés par M. NORTH, 30, avenue de Neuilly (Neuilly-sur-Seine).

Paris. — Société anonyme de l'Imprimerie Kugelmann (L. Cadot, directeur), 12, rue de la Grange-Batelière.

200

MIRE ISO N° 1

AFNOR 92049 PARIS LA DÉFENSE

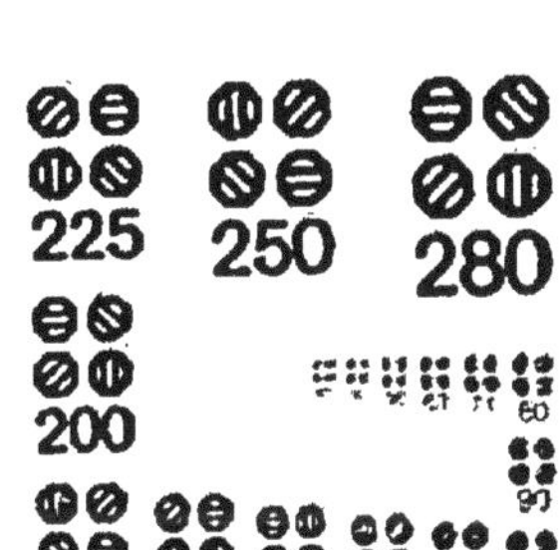

PRODUCTION SCRIPTUM PARIS

en conformité avec NF Z 43-011 et ISO 446:1991

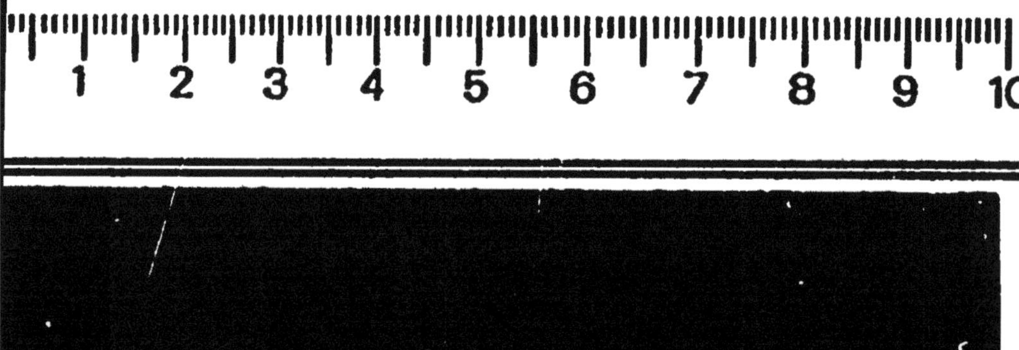
1
2
3
4
5
6
7
8
9
10

www.ingramcontent.com/pod-product-compliance
Ingram Content Group UK Ltd.
Pitfield, Milton Keynes, MK11 3LW, UK
UKHW021026200726
13857UKWH00004B/1619